BEI GRIN MACHT SICH IHR WISSEN BEZAHLT

- Wir veröffentlichen Ihre Hausarbeit, Bachelor- und Masterarbeit

- Ihr eigenes eBook und Buch - weltweit in allen wichtigen Shops

- Verdienen Sie an jedem Verkauf

Jetzt bei www.GRIN.com hochladen und kostenlos publizieren

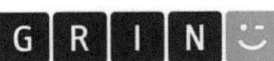

Carsten Matuschek, M.Sc., Ztm

Behandlung mit prächirurgischen Rekonstruktionshilfen bei Lippen-, Kiefer-, Gaumensegelspalten

GRIN Verlag

Bibliografische Information der Deutschen Nationalbibliothek:

Die Deutsche Bibliothek verzeichnet diese Publikation in der Deutschen Nationalbibliografie; detaillierte bibliografische Daten sind im Internet über http://dnb.d-nb.de/ abrufbar.

Dieses Werk sowie alle darin enthaltenen einzelnen Beiträge und Abbildungen sind urheberrechtlich geschützt. Jede Verwertung, die nicht ausdrücklich vom Urheberrechtsschutz zugelassen ist, bedarf der vorherigen Zustimmung des Verlages. Das gilt insbesondere für Vervielfältigungen, Bearbeitungen, Übersetzungen, Mikroverfilmungen, Auswertungen durch Datenbanken und für die Einspeicherung und Verarbeitung in elektronische Systeme. Alle Rechte, auch die des auszugsweisen Nachdrucks, der fotomechanischen Wiedergabe (einschließlich Mikrokopie) sowie der Auswertung durch Datenbanken oder ähnliche Einrichtungen, vorbehalten.

Impressum:

Copyright © 2012 GRIN Verlag GmbH
Druck und Bindung: Books on Demand GmbH, Norderstedt Germany
ISBN: 978-3-656-35748-3

Dieses Buch bei GRIN:

http://www.grin.com/de/e-book/207492/behandlung-mit-praechirurgischen-rekonstruktionshilfen-bei-lippen-kiefer

GRIN - Your knowledge has value

Der GRIN Verlag publiziert seit 1998 wissenschaftliche Arbeiten von Studenten, Hochschullehrern und anderen Akademikern als eBook und gedrucktes Buch. Die Verlagswebsite www.grin.com ist die ideale Plattform zur Veröffentlichung von Hausarbeiten, Abschlussarbeiten, wissenschaftlichen Aufsätzen, Dissertationen und Fachbüchern.

Besuchen Sie uns im Internet:

http://www.grin.com/

http://www.facebook.com/grincom

http://www.twitter.com/grin_com

Behandlung mit prächirurgischen Rekonstruktionshilfen bei Lippen-, Kiefer-, Gaumenspalten

Carsten Matuschek, M.Sc.

Institut für chirurgische Prothetik und Epithetik

Klinikum Westend Haus W

Inhaltsverzeichnis

1   Einleitung

2.0   Problemstellung

3.0   Medizinische Grundlagen der Lippen-, Kiefer,- Gaumenspalten

3.1   Genese

3.2   Ätiologie

3.3   Erscheinungsformen und Häufigkeit

3.4   Internationale Klassifikationen und Terminologie

3.5   Funktionelle und psychosoziale Problematik

3.6   Zeitplan

3.7   Operationsmethoden

4.0   Patientengut

5.0   Material und Methoden

5.1   Funktion der chirurgischen Rekonstruktionshilfe

5.2   Herstellung der chirurgischen Rekonstruktionshilfe

5.3   Verschiedene Konstruktionen

6.0   Modellvermessung

7.0   Ergebnisse

8.0   Diskussion

9.0   Zusammenfassung

10   Literaturverzeichnis

11   Bilderverzeichnis

1. Einleitung

Mit einer Häufigkeit von 1:500 geborenen Lippen-, Kiefer-, Gaumen-, Segelspalten zählen Sie zu den zweithäufigsten Fehlbildungen.
Sie beinträchtigen das Sprechen, das Aussehen, die Okklusion und als Folge nicht selten auch die Psyche. Zugunsten eines normalen Sprecherwerbs muss die gesamte Spalte innerhalb der ersten 1,5 – 2 Jahre operativ verschlossen werden. Dabei wird ein Kompromiss eingegangen, weil Operationen im frühen Kindesalter zu Wachstumsstörungen führen können. Die gesamte Spalte wird ausschließlich durch Mobilisierung von Weichteilen aus der unmittelbaren Nachbarschaft verschlossen. Je breiter die Spalte, umso mehr muss mobilisiert werden, weshalb Narben entstehen, die dem Oberkieferwachstum entgegen wirken. Ein schonendes Operieren ist nur bei anatomisch korrekter Position der Kiefersegmente möglich.

Ziel dieser Arbeit ist es eine prächirurgische Einordnung der Kiefersegmente mit der Rekonstruktionshilfe aufzuzeigen. (Planung, Herstellung, Funktion)

2.0 Problemstellung

Ein Hauptproblem der Spaltenchirurgie ist die Wiederherstellung des komplett verknöcherten Kieferbogens.
Dies bezüglich wurde die Kieferspaltosteoplastik entwickelt, bei der Knochenmark oder Knochen in die Kieferspalte eingebracht wird. Anfänglich wurde dies während der Lippenplastik durchgeführt (Stellmach, 1964), doch wegen fehlender Einheilung des Knochens wieder aufgegeben worden. Erfolgreich wiedereingeführt wurde die Osteoplastik von den Norwegern (Abyholm, 1981), abhängig vom Entwicklungszustand des noch nicht durchgebrochenen Eckzahnes. Doch das beinhaltete eine zusätzliche Operation sowie eine zusätzliche Transplantatentnahmestelle. Mit der Einordnung der Kiefersegmente innerhalb der ersten 6 Lebensmonate besteht die Möglichkeit, durch Bildung eines Mukoperiosttunnels um die Kieferspalte, dass sich durch die altersbedingten osteogenen Potenz Knochen von sich aus bildet. Das wird auch „boneless bone graftin" genannt (Skoog, 1967).

Und Ziel dieser prächirurgischen Rekonstruktionshilfe ist es, im Idealfall die Kiefersegmente so einander zu nähern, dass die Kieferspalte bis zum 6 Lebensmonat mit einer

„Gingivoperiostplastik" und der Gaumen ohne ausgedehnte Mobilisierung verschlossen werden können.

3.0 Medizinische Grundlagen der Lippen,- Kiefer-, Gaumen-, Segelspalten

3.1 Genese

Die formale Genese der Lippen-, Kiefer-, Gaumensegelspalten lässt sich aus der embryonalen Gesichtsentwicklung ableiten. Die kritische Phase ihrer Entstehung befindet sich etwa zwischen der 3. und 8. Embryonalwoche. In dieser Periode bildet sich, die so genannte *Hochstetter'sche* Epithelmauer aus, die zwar zustande kommt, jedoch die Auflösung des Kontaktepithels und der darauf folgenden Ersatz durch Mesenchym nicht oder nur unvollständig erfolgt. Daraus ergibt sich beim weiteren Wachstum des Gesichtes, eine partielle oder vollständige Trennung der Epithelmauer (Hochstetter, 1944).

Bei einer Lippen-, Kiefer-, Gaumenspalte handelt es sich somit um eine echte Fehlbildung, während man bei der isolierten Gaumenspalte von einer Hemmungsfehlbildung spricht.

Es gibt folgende Entstehungsarten bei Lippen-, bzw. Lippen- Kieferspalten:

- Entstehung einer primären Lippen-, bzw. Lippen- Kieferspalte:

  Wird die *Hochstetter'sche* Epithelmauer nicht ausgebildet, da die Annäherung der lateralen und medialen Wülste zu einer Vereinigung nicht ausreichend ist, entsteht eine primäre Spalte.

- Entstehung einer sekundären Lippen-, bzw. Lippen- Kieferspalte:

  Wird eine gebildete Epithelmauer nicht mesenchymal durchbaut, kommt es bei fortschreitendem Wachstum der Kieferanteile zu Spannungen auf diesem instabilen Membranverband, wodurch dieser teilweise oder vollständig getrennt wird. Es entsteht eine sekundäre Spalte (Krüger, 1993; Langmann, 1989).

3.2 Ätiologie

Die Ätiologie der Lippen-, Kiefer-, Gaumenspalten ist noch immer uneinheitlich und auch weitgehend ungeklärt. Sicher ist jedoch, dass sowohl Genschäden (endogene Faktoren), die durch die Erbanlage übertragen werden, als auch Fruchtschäden (exogene

Faktoren), die von außen auf den Embryo einwirken, für ihre Entstehung von Bedeutung sind (Aylsworth, 1996).

Unter endogenen Ursachen wird die erblich bedingte Schädigung eines oder mehrerer Gene bzw. Genabschnitte, die für die Entwicklung der Gesichtsanteile zuständig sind, verstanden. Die Vererbung einer Spalte ist einer der häufigsten ätiologischen Faktoren und wird von verschiedenen Autoren mit Prozentzahlen zwischen 15% und 33% angeben (Gabka, 1964; Fogh-Andersen, 1964).

Neben den verantwortlichen endogenen Faktoren lassen sich auch einige exogene Faktoren anführen. So ist aus tierexperimentellen Untersuchungen bekannt, dass Mangelernährung und vor allem Vitamin A, B und E – Entzug oder – Überdosierung zu einer Spaltentstehung führen kann. Die gleiche Wirkung lässt sich durch Medikamente wie Kortikosteroide, Thalidomid u. a. erreichen. Auch wird dem Alkohol- und Nikotinabusus während der Schwangerschaft eine fruchtschädigende Wirkung zugeordnet. So weisen Raucherinnen ein deutlich höheres Risiko auf, ein Kind mit einer Lippen-, Kiefer-, Gaumenspalte oder einer isolierten Gaumenspalte zur Welt zu bringen, als Nichtraucherinnen. Dabei steigt das Risiko mit der Anzahl der gerauchten Zigaretten (Chung K-C, 2000). Des Weiteren können Stress und starke psychischen Belastung bzw. psychische Traumen während der Schwangerschaft das Risiko einer Spaltbildung dahingehend erhöhen, als es dabei zur vermehrten Ausschüttung von Nebennierenhormonen kommt, die eine schädliche Wirkung entfalten oder andere schädigende Faktoren verstärken können (Anrä, 1989; Neumann, 1996). Weiterhin sind ionisierende Strahlung und Chemikalien aus Medizin und Industrie, sowie die sogenannten dysplastischen Faktoren zu nennen. Hierzu werden vor allem das zu hohe oder zu niedrige Alter der Mutter, ein überreifes Ei oder Störungen der Eierstockfunktion gerechnet (Bethmann, 1975). Nicht zuletzt werden Spaltbildungen durch Erkrankungen der Mutter während der Schwangerschaft hervorgerufen. Eine besondere Rolle spielt dabei der Diabetes mellitus, sowie die Rötelinfektion als virale Erkrankung (Neumann, 1996).

3.3 Erscheinungsformen und Häufigkeit

Die Ausprägungsformen der Lippen- bzw. der Lippen- Kieferspalten sind sehr unterschiedlich. Grundsätzlich kann man die Lippen- und Kieferspalten hinsichtlich ihrer Ausprägung in Mikro- und Makroformen als subtotale und totale Spalten bezeichnen.

Die Mikroformen einer Spalte können leicht übersehen werden. Symptome dafür können ein quergestelltes Nasenloch, eine tiefer liegende Apertura piriformis, eine okkulte Kieferspalte, eine Doppelanlage des seitlichen Schneidezahnes, eine leichte Einziehung des Lippenrotes oder aber der Lippenkerbe sein (HORCH, 1991).

1. Die so genannte **intrauterin verheilte Spalte**: Sie ist sehr selten und kommt nur einmal auf ca. 100 manifestierten Spalten vor. Die intrauterin entstandene Nichtvereinigung im Lippenrot heilt bis zur Geburt aus und ist nur daran zu diagnostizieren, wenn sich im Lippenrotbereich eine „Nahtstelle" findet, welche morphologisch keine echte Narbe ist. Diese Spalterscheinungsform befindet sich lateral der Lippenmittellinie und kann zusätzlich durch eine verkürzte Philtrumlänge als Spaltform erkannt werden.

2. Die **Lippenrotkerbe**: Bei der Lippenrotkerbe handelt es sich um eine leichte Einziehung im Bereich des Lippenrotes ohne Beeinträchtigung des Amorbogens. Auf ca. 500 Spaltkindern kommt eine Lippenkerbe. Da diese Art der Spaltbildung für den/ die Betroffene/n sowohl ästhetisch als auch funktionell keine bzw. kaum Auswirkungen hat, ist die Häufigkeit des Auftretens fraglich, da für die Patientin oder den Patienten nicht die Notwendigkeit einer Therapie besteht, womit die statistische Erfassung nicht unbedingt als aussagekräftig angesehen werden kann.

3. Die **Kieferrandkerbe**: Die isolierte Kieferrandkerbe ist sehr selten und zeigt sich in der Einziehung des Oberkieferkammes zwischen den 2. Inzisiven und dem Eckzahn. Sie kann verschiedene Ausprägungen haben, beeinträchtigt allerdings den/ die Patienten/ in nicht. Durch das Unterangebot des Kieferknochens im Spaltbereich, kann es zu Durchbruchstörungen der 2. Inzisiven kommen bzw. zu Malformationen oder Aplasie desselben.

4. **Aplasie des zweiten Schneidezahns**: Die Nichtanlage der zweiten Inzisiven kann möglicherweise auf eine Mikroform der Spaltbildung hinweisen.

5. **Verziehung der Apertura piriformis nasi**: Die asymmetrische Verlagerung des Nasenflügels nach lateral kann als Mikrospaltform betrachtet werden. Durch fehlende Anteile bzw. unterentwickelte Partien im knöchernen Skelett des Nasenbodens kommt es meist zu einer Verziehung im Bereich der Nasenöffnung nach lateral. Der somit unterentwickelte oder unzureichend ausgeformte Nasenflügel ist abgeflacht und bewirkt eine Asymmetrie der Nase. Eine chirurgische Korrektur ist

möglich, führt aber oft nicht zu einem zufriedenstellendem Ergebnis, bedingt durch die teilweise fehlende knöcherne Unterlage.

6. **Nasenflügeleinziehung**: Diese Spaltform ist äußerst selten. Sie spricht weniger für eine Mikroform der LKG-Spalten, als für eine Mikroform einer getrennten Nasenspalte im Rahmen einer Gesichtsspalte.

Der Vollständigkeit halber sollen hier auch die **Mikroformen** der Gaumenspalten erwähnt werden, ohne jedoch diese ausführlich zu besprechen.

Hierzu zählen:

- Die okkulte Gaumenspalte, die meist nur, wenn überhaupt, durch eine Rhinolalia aperta ohne erkennbare Ursachen diagnostiziert werden kann.
- Dann die **submuköse** oder **gedeckte Spalte**, welche auch das Velum durch eine Nichtvereinigung der Muskulatur unter der Schleimhaut betreffen kann, aber sich meist durch eine knöcherne Nichtvereinigung der Gaumenhälften unterhalb einer geschlossenen Schleimhaudecke darstellt.
- Die **Uvula bifida** ist eine Längsspaltung des Zäpfchens. Diese Spaltung kann von unterschiedlicher Ausprägung sein. Sie geht von einer leichten Einkerbung der Spitze bis hin zur kompletten Spaltung des Zäpfchens. Es ist nach Schäffer allerdings fraglich, ob die Uvula bifida als Mikroform einer Gaumenspalte angesehen werden soll, da sie bei Neugeborenen etwa zehnmal so häufig auftritt wie bei Erwachsenen. Er geht davon aus, dass postnatal ein endgültiger Gaumenverschluss noch erfolgen könnte (Schäffer, 1952).

Diese leichten Spaltformen müssen häufig nicht operativ behandelt werden, sollten aber auf Grund der Vererblichkeit wahrgenommen werden, um die Betroffenen bei Kinderwunsch auf das erhöhte Risiko einer Spaltvererbung hinweisen zu können. Klinisch werden diese leichten Spaltformen unter den sekundären Spalten eingeordnet, da primäre Spalten sehr viel breiter sind und meistens mit Kieferknochenverlust und Nasendeformitäten einhergehen, und sie sollten, wenn möglich, chirurgisch und interdisziplinär therapiert werden.

Bei partiellen und totalen Spalten kann es durch die Unterentwicklung des spaltseitigen Kieferanteils zu Abweichungen im Muskelverlauf bzw. zu Weichteilhypoplasie kommen, wodurch die chirurgische Wiederherstellung erschwert wird.

Zu den Makroformen der Lippen-, Kiefer-, Spalten zählen:

1. Die subtotale Lippenspalte: Hierbei ist das Lippenrot und maximal ¾ des Lippenweißes gespalten. In den meisten Fällen kommt es jedoch zu einer Verziehung im Bereich des spaltseitigen Nasenflügels.
2. Die totale Lippenspalte: Sie betrifft das Lippenrot und vollständig das Lippenweiß und erstreckt sich bis in die Apertura nasi. Durch die Spaltung des Nasenbodens ist der Nasenflügel auf der Spaltseite häufig deformiert. Der Alveolarfortsatz ist dabei intakt.
3. Die totale Lippen-Kiefer-Spalte: Diese Spaltform erstreckt sich über den Nasenboden, über das Lippenweiß und über das Lippenrot sowie den Alveolarfortsatz. Weichteilbrücken können Teile der Spalte bedecken, was jedoch durch eine palpatorische Untersuchung überprüft und therapiert werden muss.

Diese beschriebenen subtotalen und totalen Spaltformen können einseitig und auch beidseitig auftreten. Zu den totalen Spaltformen zählen auch die Lippen –Kiefer-Gaumenspalten.

Aus zahlreichen Statistiken geht hervor, dass etwa 15-20% aller Spalten die Lippe bzw. die Lippe und den Kiefer betreffen. Ca. 50% sind dabei durchgehende Lippen-Kiefer-Gaumenspalten, ein- bzw. beidseitig. Isolierte Gaumen- und Velumspalten machen ca. 30-35% aus.

Männer sind von Lippen- Kiefer- Spaltformen doppelt so häufig betroffen wie Frauen (O'Rahally/Müller, 1999). Gaumenspalten treten bei Frauen jedoch doppelt so häufig auf wie bei Männern (Schwenzer/Grimm, 1990). Statistiken belegen weiterhin, dass Lippen-Kiefer-Gaumenspalten auf der linken Seite doppelt so häufig auftreten, wie auf der rechten Seite, was pathophysiologisch nicht erklärbar ist. Bei einseitigen Lippenspalten haben verschiedene Studien eine Signifikanz von linksseitigen Lippenspalten ergeben, welche in allen ethnischen Gruppierungen zu finden ist (Bonaiti et al., 1982; Tolarova, 1987; Wyszynski, 2002).

3.4 Internationale Klassifikationen und Terminologie

Es gibt eine Vielzahl von Klassifikationen der knöchernen- und weichteilbetreffenden Spalten des Gesichtes, die versuchen, der Unterschiedlichkeit und der Individualität gerecht zu werden. So kann es vorkommen, dass die Ausprägung der verschiedenen Spaltformen innerhalb der einzelnen Klassen von Patient zu Patient variiert. Die resultierenden unterschiedlichen Diagnosen erschweren häufig die Verständigung und den Vergleich zwischen den Behandlungszentren und damit die Bearbeitung wissenschaftlicher Fragestellungen.

Internationales Klassifikationsschema LAHSHAL

Bei den folgenden Schlüsselnummern wird zur eindeutigen Definition der Inhalte der LAHS-Kode angeführt. Die Buchstaben bezeichnen den betroffenen anatomischen Teil : L = Lippenspalte, A = Kieferspalte (Alveolus), H = Hartgaumenspalte, S = Segelspalte; nicht betroffene anatomische Teil werden durch ein Minuszeichen dargestellt. Der Linke Teil des Kodes bezeichnet die rechte Gesichtshälfte und umgekehrt (Kriens, 1987).

Gaumenspalte
Inkl.: Gaumenfissur
Palatoschisis
Exkl.: Gaumenspalte mit Lippenspalte
Spalte des harten Gaumens
LAHS-Kodes:

- --H----
- ----H--
- --H-H--

Spalte des weichen Gaumens
LAHS-Kode:

- ---S---

Gaumensegelspalte

Spalte des harten und des weichen Gaumens

LAHS-Kode:

- --HSH--

Uvulaspalte

LAHS-Kode:

- ---S---

Lippenspalte

Inkl.: Angeborene Lippenfissur

Cheiloschisis

Hasenscharte

Labium leporinum

Exkl.: Lippenspalte mit Gaumenspalte

Lippenspalte, beidseitig

LAHS-Kode:

- L-----L

Lippenspalte, median

Lippenspalte, einseitig

LAHS-Kodes:

- L------
- ------L

Gaumenspalte mit Lippenspalte

Spalte des harten Gaumens mit beidseitiger Lippenspalte

LAHS-Kode:

- LA---AL

Spalte des harten Gaumens mit einseitiger Lippenspalte

LAHS-Kodes:

- LA-----
- -----AL

Spalte des weichen Gaumens mit beidseitiger Lippenspalte
LAHS-Kode:
- L--S--L

Spalte des weichen Gaumens mit einseitiger Lippenspalte
LAHS-Kodes:
- L--S---
- ---S--L

Spalte des harten und des weichen Gaumens mit beidseitiger Lippenspalte
LAHS-Kode:
- LAHSHAL

Spalte des harten und des weichen Gaumens mit einseitiger Lippenspalte
LAHS-Kode:
- LAHS---
- ---SHAL

Zum besseren Verständnis dieser Untersuchungen wird noch eine zweite Einteilung der Lippen-Kiefer-Gaumenspalten beschrieben.

Internationales Klassifikationsschema vom 4. Kongress für plastische Wiederherstellungs-Chirurgie (Rom 1967) (auf embryologischer Grundlage):

I. Spalten des vorderen (primären) embryonalen Gaumens
I.1 Lippenspaltformen rechts und/oder links
I.2 Kieferspaltformen rechts und/oder links

II. Spaltformen des vorderen und hinteren (primären und sekundären) Embryonalen Gaumens
II.1 Lippenspalten rechts und/oder links
II.2 Kieferspaltformen rechts und/oder links
II.3 Hartgaumenspalten rechts und /oder links
II.4 Velumspalten median

III. Spaltformen des hinteren (sekundären) embryonalen Gaumens
III.1 Hartgaumenspalten rechts und/oder links
III.2 Velumspaltformen median

In Abbildungen 1 bis 7 ein werden einige Beispiele von Spaltfehlbildungen gezeigt.

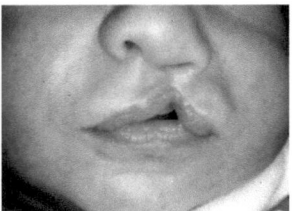

Abb. 1 Unvollständige Lippenspalte

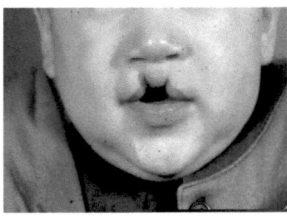

Abb. 2 Doppelseitig unvollständige Lippen-Kieferspalte

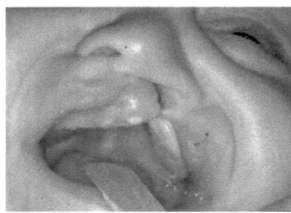

Abb. 3 Isolierte Lippen-, Kieferspalte links

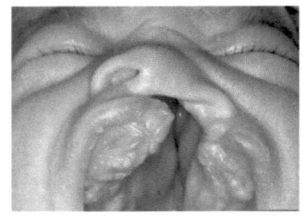

Abb. 4 Vollständige Lippen-, Kiefer-, Gaumenspalte

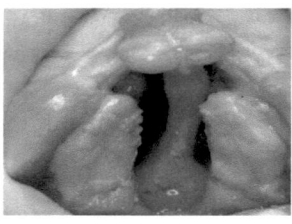

Abb. 5 Doppelseitige vollständige Lippen-, Kiefer-, Gaumenspalte

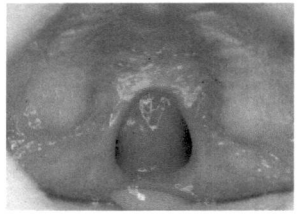

Abb. 6 isolierte Velumspalte

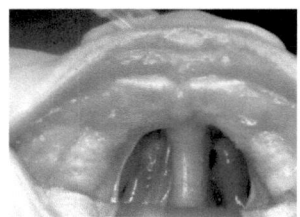

Abb. 7 komplette Gaumenspalte

3.5 Funktionelle und psychosoziale Problematik

Im Säuglingsalter kann eine Lippenspalte, vor allem eine sehr breit ausgeprägte, die Ursache für die Aufnahme von viel Luft beim Trinken sein. Damit kommt es bei diesen Kindern zur vermehrten Ansammlung von Luft im Magen und folglich zu verstärktem Aufstoßen und evtl. sogar zu erhöhter Brechneigung.

Morphologisch stellt eine intakte Lippenkontinuität und ein funktionierender intakter Ringmuskel die Grundlage der Stimulation des knöchernen Wachstums des Oberkiefers dar. Fehlt dieser Reiz, bleiben die knöchernen Partien in ihrer Entwicklung zurück.

Wie bereits oben erwähnt, kann durch ausgeprägte Narben, als Folge des operativen Verschlusses, das Wachstum des Oberkiefers auch behindert werden. Das Resultat ist ein zu kleiner Oberkiefer, die oberen Schneidzähne stehen hinter den untern Schneidezähnen. Diese skelettbedingten falschen Bissverhältnisse werden, bezogen auf die Beziehung der Zahnreihen von Ober- und Unterkiefer, als Pseudoprogenie und bezogen auf die Größe des Oberkiefers als maxilläre Hypoplasie bezeichnet. Die Einengung des Oberkiefers in seinem Breitenwachstum führt zu einem Kreuzbiss im Seitenzahnbereich.

Normalerweise stehen die Frontzähne des Oberkiefers vor den Unterkieferzähnen. Mit diesem Überbiss wird ein Vorwachsen des Unterkiefers verhindert. Bei einem umgekehrten Frontzahnüberbiss, wie er bei der maxillären Hypoplasie vorliegt, kann der Unterkiefer ungebremst nach vorn wachsen. Der dann zu große und zu weit vorstehende Unterkiefer ergibt das klinische Bild der echten Progenie. In dieser Situation ist folglich der Oberkiefer unterentwickelt der Unterkiefer wiederum überentwickelt. Es liegt dann eine so genannte bimaxilläre Dysgnathie vor.

Säuglinge erfahren ihre Umgebung durch „Oralisieren" von Gegenständen. Der gesamte Mundbereich, Lippen und Zunge bilden eine Wahrnehmungseinheit, die durch Missbildungen in diesem Bereich erheblich gestört werden kann.

Störend wirkt sich zudem die Fehlbildung im Rahmen des Erwerbs der oralen Kontrolle und des Erlernen des Sprechens aus.

Die psychologische Belastung von Patienten mit Spaltdeformitäten steigt mit zunehmendem Alter und Ansprüchen an die Lebensqualität in der heutigen Zeit. Bereits im

Alter von 3 Jahren (Landau, 1989) nehmen Kinder ihr eigenes Gesicht und die Gesichter von außenstehenden Personen detailliert wahr. In diesem Alter prägt sich die Empfindung des „Normalen" und „Nicht-Normalen". Häufig beobachtet man, dass das Gesicht eines gesunden Säuglings Aufmerksamkeit und Zuneigung der Umgebung auf sich zieht. Kinder mit einer Fehlbildung im Gesicht bekommen meist weniger Zuneigung und werden häufig von der Umgebung in die Opferrolle gedrängt (Romm, 1992).

Im Kindesalter werden die Patienten häufig gehänselt und in ihrer Integration in Kindergarten und Schule gehindert und nicht selten isoliert.

3.6 Zeitplan für die Primärbehandlung

Ebenso wie das operationsmethodische Vorgehen variiert auch das von den Behandler als optimal angesehene Operationsalter. Für die Lippenplastik reicht die Palette der empfohlenen Operationstermine vom intrauterinen Eingriff über die ersten Tage nach der Geburt bis zum Lebensalter von 3 bis 6 Monaten.

Der operative Verschluss einer Lippenspalte bringt in erster Linie eine Verbesserung von:

- einen funktionstüchtiges Mundringmuskelsystem
- einem vollständig ausgebildeten Mundvorhof
- einer gute Ästhetik von Oberlippe und Nase

Behandlungskonzept Berlin Charité (Dr. Gül Schmidt)

Lippen-, Kiefer-, Gaumenspalten

- 3. Lebensmonat   Verschluss des weichen Gaumens
- 6. Lebensmonat   Lippenplastik
- 10. – 24. Lebensmonat   Verschluss des harten Gaumens

Gaumenspalten

- 3. Lebensmonat   Velumplastik
- 6. – 24. Lebensmonat   Verschluss des harten Gaumens, in Abhängigkeitvon der Spaltenbreite ein- oder zweiseitig

3.7 Operationsmethoden

In der Vergangenheit hat es zahlreiche Versuche des Lippenverschlusses gegeben. Durch ein mangelhaftes Weichteilangebot und die nach medial, in den Naseneingang verschobenen, spaltseitigen Lippenanteile, war der Versuch der operativen Wiederherstellung des Amorbogens mit zufrieden stellenden ästhetischen Aspekten erschwert. Dazu kommt das fehlende Knochenangebot im Bereich des Alveolarfortsatzes, welches zu Verziehungen der Narbe im Laufe des Wachstums der Patientinnen und Patienten geführt hat. Die Folge davon war, dass die Betroffenen sich häufig zahlreichen Korrekturoperationen unterziehen mussten, mit dem Ergebnis, dass die Narben meist auffällig waren und oftmals nicht mehr korrigiert werden konnten. Im 20. Jahrhundert wurden mehrere Schnittführungen entwickelt, die weltweit Anwendung fanden und finden. Hier soll eine der erfolgreichsten Lippenplastiken erläutert werden.

Bei den verschieden Operationstechniken der Lippenplastik wird zwischen:

- Der **Winkelschnittführung** wie z.B. bei Tennison (1952), Le Mesurier (1949) und Randall (1959) und
- der **Wellenschnittführung** wie z. B. bei Pfeiffer (1970)
- und der **Bogenförmige Schnittführung** wie z. B. bei Millard (1958)

unterschieden, wobei in dieser Arbeit auf die von Tennison entwickelte Schnittführung ausführlich eingegangen wird.

Lippenplastik nach Tennison (1952)

Tennison entwickelte diese OP-Technik zum Lippenspaltverschluss über 5 Jahre und wurde 1951 im Jahresbericht der American Society of Plastic and Reconstruktive surgery, Colorado Springs, mit dem Titel „ The repair of the unilateral cleft lip by the STENCIL – Method" erstmals veröffentlicht Tennison, (1952); siehe nachfolgend in Abbildung 8.

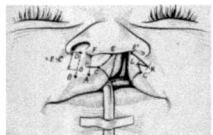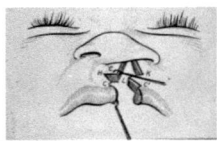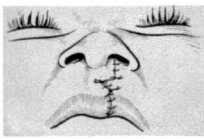

Abb. 8 Zeichnung Lippenplastik nach Tennison

Prinzip der Lippenplastik nach Tennison, auch Zickzackplastik genant, ist die Erhaltung des vorhandenen Amorbogens durch einen Einschnitt in den Lippenmittelteil vom Vermilium aus und die nachfolgende Abwärtsrotation des Lippenrandes. Der entstehende dreieckige Gewebsdefekt wird durch ein entsprechendes Dreiecksläppchen vom lateralen Lippenstumpf ersetzt. Die Dreiecksläppchen ermöglichen auch bei extremer Spaltbreite die Bildung einer ausreichenden Lippenhöhe und der natürlichen Amorbogenform, was bei der bogenförmigen Rotationsplastik schwierig sein kann.

4.0 Patientengut

In dieser Studie wurden Patienten mit einer einseitigen Lippen-, Kiefer-, Gaumenspalte und doppelseitiger Lippen-, Kiefer-, Gaumenspalte eingeschlossen, die in der Berliner Charitè zwischen 2004 und 2008 behandelt worden sind.

Es wurden 59 Patienten mit einseitiger LKG- Spalte und 43 Patienten mit einer doppelseitigen LKG- Spalte mit einer prächirurgischen Rekonstruktionshilfe behandelt. Die Abdrucknahme erfolgte mit Silikon (Xantopren®H, Bayer Dental, Leverkusen, Deutschland) jeweils in der achten Lebenswoche, sowie nach der prächirurgischen kieferorthopädischen Frühbehandlung. Jedes Modell wurde mit dem 3-D-Digitaliesierungsgerät Minolta Vi-900 3D berührungslos optisch vermessen.

5.0 Material und Methoden

5.1 Funktion der chirurgischen Rekonstruktionshilfe

Die chirurgische Rekonstruktionshilfe ist bei einseitigen Lippen-, Kiefer-, Gaumenspalten aus zwei, bei beidseitigen Spalten aus drei Teilen aufgebaut, die jeweils an einen Teil des Kiefers mit Nagelimplantaten befestigt sind. Die beweglichen Teile der Platte können durch eine Schraube und Gummibänder zueinander verstellt werden. Wenn nun diese Platte über einen Zeitraum von ca. einem Monat am Patienten verbleibt und die Schraube und Bänder in bestimmten Abständen gestellt werden, ist es möglich die Kiefersegmente in einen normalen Kierferbogen einzuordnen.

5.2 Herstellung der chirurgischen Rekonstruktionshilfe

Die einseitigen Lippen-, Kiefer-, Gaumenspalten wurden aus zwei und die beidseitigen LKG- Spalten aus drei Teilen hergestellt und für 4 Wochen eingegliedert. Nachfolgend wird die Herstellung der chirurgischen Rekonstruktionshilfe erklärt.

1.   Herstellung eines Abdrucklöffels

- Ausblocken des Modell
  - Platzreservoir für Abdruckmaterial
- PMMA Löffelmaterial
  - Anmischen des Materials
  - gleichmäßig auswalzen (Idealstärke von 3-4 mm) und auf dem Modell platzieren
  - Die Aushärtung beträgt 7 Minuten

2. Modellherstellung

- Abdruck mit Entspannungsmittel benetzen
  ↪ erhöht die Fliessfähigkeit von Gipsen in Abdrücken
  - alkohol-, formaldehyd- und lösungsmittelfrei
  - Polysiloxanemulsion

- Abdruck mit Gips ausgiessen
  - Typ 4 nach DIN EN ISO 6873
  - Expansion 0,08 %
  - $CaSO_4 \bullet \frac{1}{2} H_2O$

- Abbindegleichung in der Praxis

$$CaSO_4 \cdot \tfrac{1}{2}H_2O + 2H_2O \xrightarrow{\text{exoth. Reakt.} \sim 40°C} CaSO_4 \cdot 2H_2O + \tfrac{1}{2}H_2O$$

3. Modellanalyse

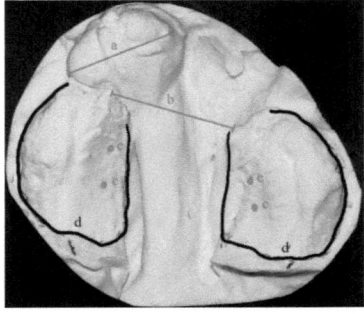

Abb. 9 Modellanalyse

a. breite des Zwischenkiefers
b. Abstand der laterale Segmente
c. Stellen für Implantatnägel
d. Begrenzung der Kunststoffplatte

In Abbildung 9 gibt die Breite a. vor, wie breit der Abstand der beiden lateralen Kiefersegmente b. sein muss, um den Zwischenkiefer einzuordnen. Dabei muss darauf geachtet werden, dass der Zwischenkiefer zu den lateralen Segmenten ca. 1 mm Abstand hat.

4. Vorbereitung für die Kunststoffüberführung

In Abbildung 10 bis 13 werden Hilfs- und Konstruktionselemente platziert.

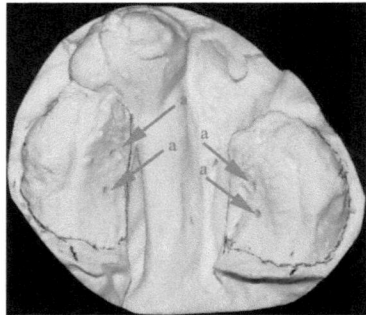

Abb. 10
Löcher werden mit 1,5 mm ⌀ gebohrt
↪ für die Fixierung der Platzhalter

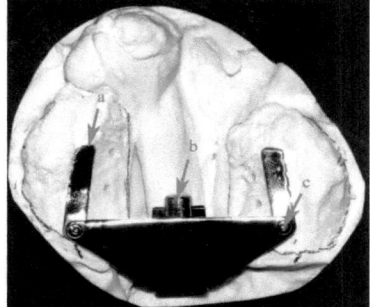

Abb. 12 Platzierung des Konstruktionselementes
a. Segmentschenkel
b. Schraube
c. Gelenk
Mit der Schraube kann die Kieferspalte vergrößert oder verkleinert werden.

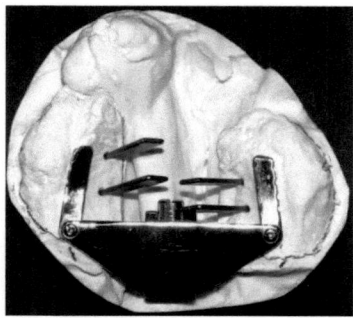

Abb. 13 Platzierung der Platzhalter für die Nagelimplantate

5. Umsetzung in Kunststoff

System zur Fertigstellung

- Giess- Verfahren
- Kaltpolymerisat Candulor Aesthetic Basismaterial
- Aesthetic Color (Pigmentfarben)Abbrühen des Modells
- Kochendes Wasser
    ↪ Entfernung von Wachs, Fetten und Verunreinigungen

Isolieren des Modells mit Gips/ Kunststoff

- Modell sollte eine Temperatur von ca. 40 – 50°C haben
- Natriumalginat Isolierung > 90% H2O, < 10% Natriumalginat, Borax, Clyserin und Farbstoff
  ↪ Schutz gegen Wassereinwirkung, Verfärbungen, Zersetzung der Modelloberfläche durch Monomer und um Porositäten zu verschliessen.

Material

Aesthetic Basismaterial Flüssigkeit und Pulver Kaltpolymerisat (Fa.Canduolr)
Monomer: Methylmetacrylat > 96%; Dimethacrylat < 4,0%; Katalysator 0,1%
Polymer PMMA: Polymethymethacrylat > 97%; Weichmacher < 1,0%; Benzoylperoxid < 0,8%; Initiator < 0,6%; Pigmente < 0,1%

Dosierung

Ideales Mischungsverhältnis ist 1 Teil Monomer zu 1,5 Teilen Polymer, bei der Polymerisation ist die Schrumpfung abhängig vom Verhältnis MMA zu PMMA.

Anmischen

Pulver und Flüssigkeit im Mischungsverhältnis 20 sec. lang anmischen. Durch Zugabe von Farbpigmenten ins Monomer kann der Kunststoff eingefärbt werden. Den Kunststoff 15 Sekunden stehen lassen, damit das Monomer in den Molekularspalten des Polymer eindringen kann (Abb.13). Es folgt ein kettenförmiger Zusammenschluss gleicher Grundmoleküle zu einem Makromolekül.

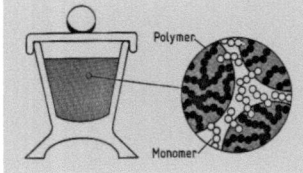

Abb. 13

6. Polymerisation

Die Arbeit wird in einem Drucktopf für 15 Minuten mit 2 bar polymerisiert. Die Polymerisationslenkung wird durch einen Katalysator bestimmt. Kaltpolymerisate sind ähnlich zusammengesetzt wie Heisspolymerisate, allerdings sind im Monomer nicht nur Inhibitoren,(Akzelerator ist der Polymerisationsauslöser).

7. Ausarbeitung

Die Apparatur wird mit Hartmetallfräser (normal und kreuzverzahnt) sowie mit Korundpapier (Körnung 200) ausgearbeitet. Dabei sollte man beachten, dass eine zu hohe Arbeitsdrehzahl und Arbeitsdruck das Werkstück beschädigt. Überhitzung führt zu Verbrennungen und Spannungen im Werkstück.

In Abb. 19 a werden die Retention für die Gummibänder einpolymerisiert.

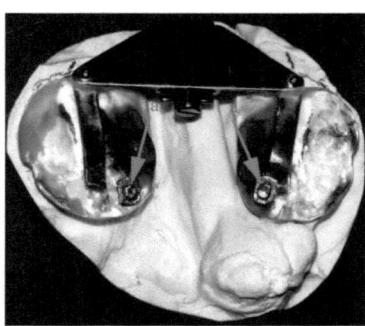

Abb. 14 a. Retentionen

8. Polieren

Das Werkstück wird mit Bimsstein (1-90 my) und einer Ziegenhaarbürste vorpoliert, womit man eine Glättung und Vergütung des Werkstückes erreicht. Mit Polierpaste und Hochglanzschwabbeln wird der Grad Oberflächengüte erhöht (Rauhigkeit und Völligkeitsgrad).

9. Fertige Arbeit

In Abbildung 15 a werden die Nagelimplantate in der chirurgischen Rekonstruktionshilfe positioniert, die dann in den Kiefer gehämmert und mit Kunststoff fixiert werden. Die Gummibänder werden in der chirurgischen Rekonstruktionshilfe wie in Abbildung 16 a befestigt, sie sollen den Zwischenkiefer nach posterior und zwischen den lateralen Segmenten einordnen.

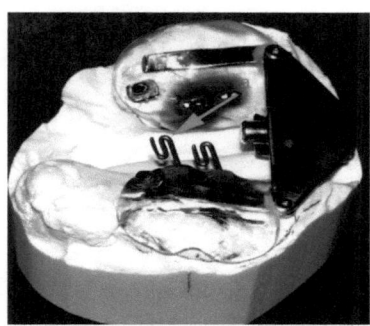
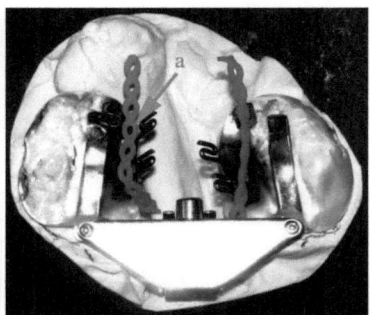

Abb. 15 a. Nagelimplantate
Nagelimplantate werden in den Kiefer gehämmert, und werden mit Kunststoff fixiert

Abb. 16 a. Gummibänder
Gummibänder ziehen den Zwischenkiefer nach posterior und gliedern ihn zwischen den lateralen Segmenten ein.

10. Eingegliederte chirurgische Rekonstruktionshilfe

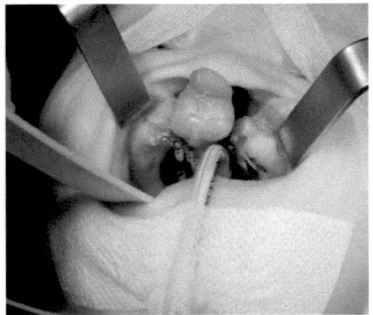

Abb. 17 eingegliederte
chirurgische Rekonstruktionshilfe

5.3 Einige Beispiele von verschiedenen Konstruktionen

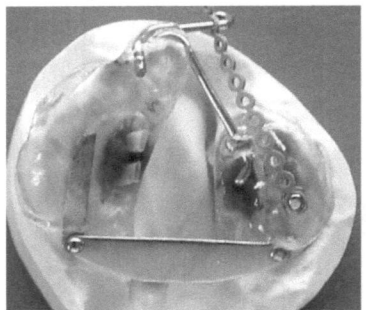

Abb. 18

Chirurgische Rekonstruktionshilfe
für eine einseitige LKG- Spalte mit
Führungsstift und Gummibändern

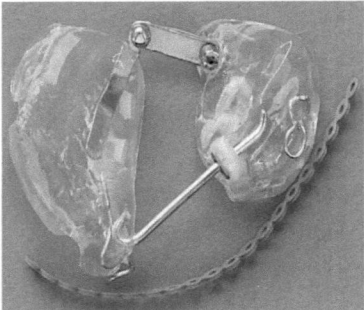

Abb. 19

Chirurgische Rekonstruktionshilfe
für eine einseitige LKG- Spalte mit
Führungsstift, Gummibändern und
mit beweglichen Kiefersegment

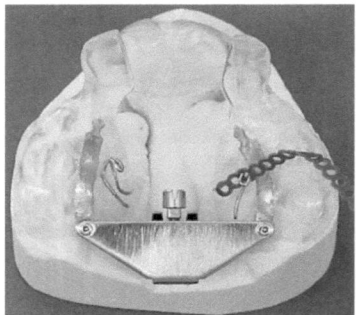

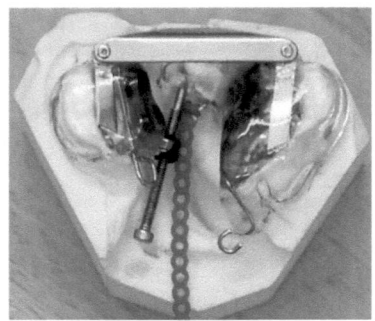

Abb. 20
Chirurgische Rekonstruktionshilfe
für doppelseitige LKG-Spalte
mit Einstellungshilfe für den
Zwischenkiefer

Abb. 21
Chirurgische Rekonstruktionshilfe für
einseitige LKG-Spalte mit
Gummibändern und Schraube

6.0 Modellvermessung

Das Messgerät arbeitet nach dem Prinzip der Laser-Licht-Lichtschnitt-Triangulation. Auf das Gipsmodell wird dabei eine Linie eines Laserstrahls projiziert und das beleuchtete Höhenprofil mit einer Kamera aufgenommen. Durch schrittweise Bewegung der Modelle unter der Laserlinie werden Messpunkte aufeinanderfolgender Höhenprofile in einen Rechner eingelesen und von diesem zu einer dreidimensionalen Punktewolke zusammengefügt. Die Messpunkte aufeinanderfolgender Scanlinien haben dadurch einen Abstand von maximal 100 µm. Die Genauigkeit, mit der die Koordinaten einzelner Punkte gemessen werden können, beträgt ca. 20 µm. das Messgerät verfügt über drei mechanische Achsen. Sie ermöglichen es, das zu vermessende Objekt in verschiedenen Orientierungen in Bezug auf die Optik zu positionieren. Abschattungseffekte können dadurch vermieden werden. Bedingt durch die komplizierte dreidimensionale Form eines Spaltkiefers, musste jedes Modell aus mindestens vier Ansichten gescannt werden und die einzelnen Punktewolken waren zu einem Datensatz zusammenzufassen. Da die einzelnen Punkte noch keine zusammenhängende Gaumenoberfläche beschreiben, war es für die visuelle und die metrische Beurteilung der digitalisierten Abbilder notwendig, die Punktewolken nachzuarbeiten und eine dreidimensionale Rekonstruktion der Modelloberfläche vorzunehmen. Hierfür bot sich das Verfahren des Surfacing nach dem Triangulations-Prinzip an. Bei diesem Verfahren werden zunächst aus jeweils drei benachbarten Messpunkten einer Punktewolke, die eine Oberfläche beschreibt, Dreiecke konstruiert. Aus der Vielzahl dieser Dreiecke wird anschließend rechnerisch eine geschlossene Oberfläche hergeleitet und dargestellt. Zu diesem Zwecke wurde das Programm Blender® (blender 2.45-OSX, Stichting Blender Foundation, Netherlands) eingesetzt. Mit Hilfe derart rekonstruierter Gaumenoberflächen wurden die Quantifizierung, der morphologischen Veränderung vorgenommen. Hierzu wurden die digitalisierten Abbilder verschiedener Behandlungsstadien rechnergestützt auf der Grundlage zuvor definierter Referenzpunkte (anatomische Messpunkte, definiert in Tabelle 1 und in Abb. 22) die Seckel miteinander verglich (Seckel, 1995). Die rekonstruierten Oberflächen der Kiefermodelle wurden zunächst räumlich reproduzierbar in einem Koordinatensystem mit den Achsen X, Y, und Z ausgerichtet. Die Verbindungslinie der Referenzpunkte T-T` entsprach jeweils der Y-Achse mit Ursprung in T. Die Oberflächen wurden so orientiert, dass die Punkte T, T` und Q in der XY-Ebene lagen.

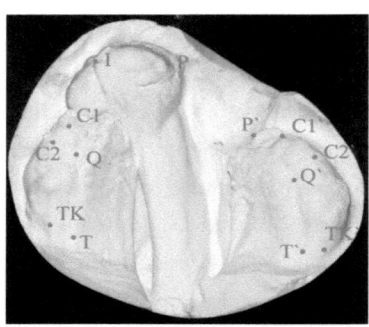

Abb. 22 Messpunkte auf dem Modell dargestellt

I	Interinzialpunkt	Schnittpunkt zwischen der Verbindungslinie Frenulum labiale zur Papilla incisiva und dem Alveolarkamm
P/ P'	Polpunkt	Alveolarspaltpol, anteriorer Punkt des Alveolarkamms
C1/ C1'	Erster Caninuspunkt	Schnittpunkt zwischen der Schleimhautfurche mesial der Anlage des Milcheckzahns (Sulcus anterolaterales) und dem Alveolarkamm
C2/ C2'	Zweiter Caninuspunkt	Schnittpunkt zwischen der Schleimhautfurche distal der Anlage des Milcheckzahns (Sulcus laterales) und dem Alveolarkamm
Q/Q'	Gingivalsul-	Schnittpunkt zwischen dem Sulcus gingvalies und

	cuspunkt	dem Sulcus laterales
T/ T'	Tuberpunkt	Distales Grübchen im Sulcus gingivales
Tk/ TK'	Basispunkt	Posteriorer Punkt des Alveolarkamms

Tabelle 1. Referenzpunkte/ anatomische Messpunkte (Spaltseite mit ` bei doppelter links ` und rechter `` gekennzeichnet) (Seckel,1995)

7.0 Ergebnisse

Im Zeitraum zwischen 2004 und 2008 wurden 59 Patienten mit einseitiger und 43 Patienten mit doppeltseitiger Lippen-Kiefer-Gaumenspalte mit einer chirurgischen Rekonstruktionshilfe behandelt. Von den einseitigen Lippen-Kiefer-Gaumenspalten hatten 33 Patienten eine linke Spalte und 26 Patienten eine rechte Spalte. Bei 38 Patienten konnten die Spalten bis auf ca. 1 mm eingestellt werden, 11 waren völlig geschlossen. Bei 7 Patienten konnten die Kiefersegmente bis auf ca. 2-3 mm eingestellt werden, 3 der Betroffenen hatten eine anteriore craniale Dislokation der prä Maxilla und konnten nur unwesentlich korrigiert werden. Bei den doppelseigen Lippen-, Kiefer-, Gaumenspalten wurden 35 Patienten so eingestellt, dass sich zwischen den Kiefersegmenten ein Spalt von beidseits ca. 1 mm darstellte. In 6 Fällen konnte festgestellt werden, dass sich der Zwischenkiefer zu einer Seite der lateralen Kiefersegmente hinbewegt, aber sich mit einen Spalt von 1-2 mm eingliedern konnte. Die Kiefersegmente wurden bei 2 Patienten völlig eingeordnet, man musste aber feststellen, dass der Zwischenkiefer sich nach caudal bewegt hat. Ein kleiner Restspalt wird gebraucht, um etwas Schnittfreiheit bei der Darstellung des anterioren Bereich des Alveolarpunktes zu bekommen, um die Segmente zu vereinigen. In den Abbildungen von 23 - 30 wurden vor der Behandlung Messpunkte und nach der Behandlung Messpunkte dargestellt, die dann miteinander verglichen wurden.

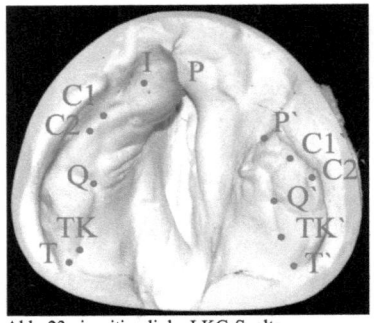

Abb. 23 einseitige linke LKG-Spalte
vor der Behandlung

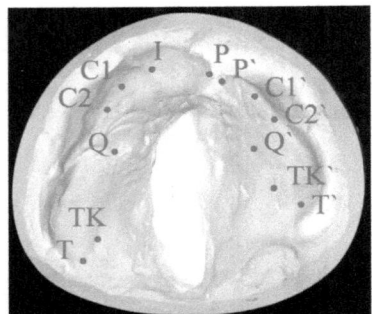

Abb. 24 einseitige linke LKG-Spalte
nach der Behandlung

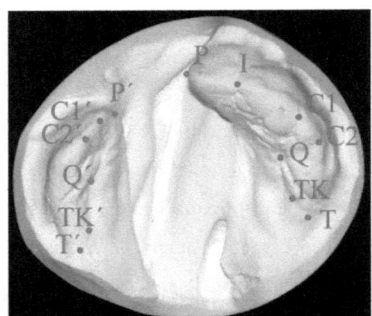

Abb. 25 einseitige rechte LKG-Spalte
vor der Behandlung

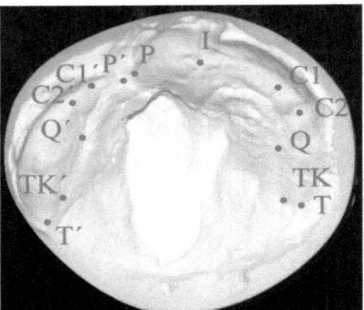

Abb. 26 einseitige rechte LKG-Spalte
nach der Behandlung

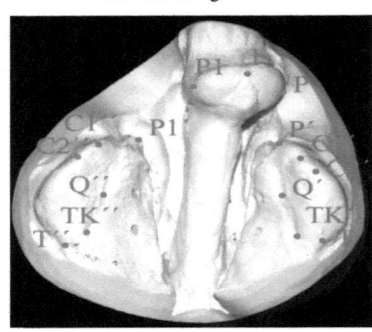

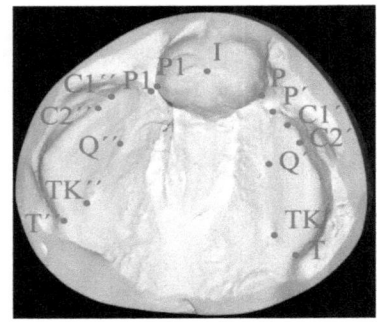

Abb. 27 doppelseitige LKG-Spalte (1)
vor der Behandlung

Abb. 28 doppelseitige LKG-Spalte (1)
nach der Behandlung

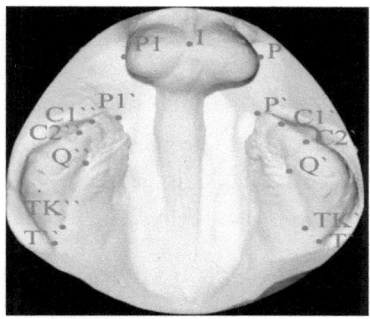
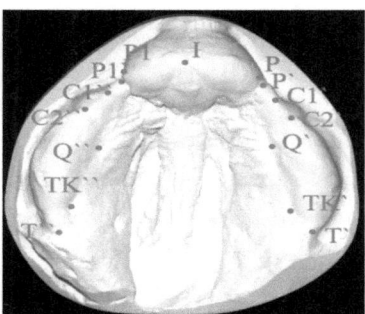

Abb. 29 doppelseitige LKG-Spalte (2)
vor der Behandlung

Abb. 30 doppelseitige LKG-Spalte (2)
nach der Behandlung

8.0 Diskussion

Rosenthal hat 1949 festgestellt, dass ausgedehnte Schleimhaut– Mukoperiost Ablösungen während des Gaumenspaltverschlusses zu ausgedehnten Wachstumsstörungen in Form von Pseudoprogenie bis hin zu deutlicher Mittelgesichtsentstellungen führen.

Seine Konsequenz war daraufhin den Zeitpunkt für den Verschluss des harten Gaumens nach hinten zu verschieben. Diese Problematik hat immer noch nicht an Brisanz verloren, so dass bis heute kein einheitliches Vorgehen beim Gaumen-Spaltverschluss besteht. Unter anderem gibt es wegen dieser Problematik Methoden zur Einordnung der Kiefersegmente seit... .

Frau Hotz hat eine herausnehmbare Platte entwickelt, mit der die Segmente durch entsprechendes Ausschleifen und durch Normalisierung der Zungenlage eingeordnet werden können, was jedoch nicht genau gesteuert werden kann, weil der Kraftaufbau zu gering ist und zu lange dauert (Hotz, 1969). Die Vorgänger der Lathamplatte sind von Mc Neil und Georgiaele entwickelt worden (McNeil, 1948). Latham hat die Platte noch mehr perfektioniert und sie wird in multiplen Zentren u. a. in USA (Mulliken, 1999) und Kanada und in Deutschland (Bitter, 2001) eingesetzt (Latham, 1964). Ein Hauptproblem dieser Behandlung besteht darin, dass manche Autoren (Henkel, 1993) Wachstumsstörungen nach deren Anwendung beobachtet haben, während andere (Bitter, 2001; Schwenzer, 2003) dieses widerlegen konnten. Solange diese Platte bei extremer Dislokation der Kiefersegmente eingesetzt wird, deren chirurgische Versorgung ohne Vorbehandlung allenfalls unbefriedigende Ergebnisse hervorbringen würde, halten wir ihre Anwendung für gerechtfertigt.

9.0 Zusammenfassung

Nach unseren Erfahrungen ist die Anwendung der chirurgischen Rekonstruktionshilfe in Kombination mit einer konsequenten kieferorthopädischen Überwachung und ggf. Behandlung eine gut praktizierbare Behandlungsoption bei einseitigen und doppelseitigen Lippen-, Kiefer-, Gaumenspalten mit ein ausgeprägter Dislokation der Kiefersegmente. Bei einer anterioren cranialen Dislokation lässt sich die prä Maxilla nicht korrigieren.

10 LITERATURVERZEICHNIS

1. Abyholm, F.E., et al.:
   Secondary Bone Grafting of Alveolar Clefts: A Surgical/ Orthodontic Treatment Enabling a Non-prosthodontic Rehabilitation in Cleft Lip and Palate Patients.
   Scand J Plast Reconstr. Surg. Hand Surg. 1981; 15: S. 127-140

2. Andrä, A., Neumann, H.-J.:
   Lippen-Kiefer-Gaumenspalten, Ätiologie, Morphologie, Klinik, komplexe Rehabilitation. Barth, Leipzig 1989

3. Andrä, A.:
   Chirurgische Behandlung. In: Andrä, A., Neumann, H.-J. (Hrsg.): Lippen-, Kiefer-, Gaumenspalten. Entstehung, Klinik, Behandlungskonzepte. Einhornpresse Verlag, Reinbeck 1996; S. 95-165

4. Aylsworth, A.S.:
   Genetic considerations in craniofacial birth defects. In: Turvey, T.A., Vig, K.W.L-, Fonseca, R.J. (eds.): Facial clefts and craniosyostosis. Principles and management. Saunders, Philadelphia – London – Toronto – Montreal – Sydney – Tokyo 1996; S. 76

5. Bethmann, W.:
   Einige humangenetische Aspekte bei Missbildungen und Syndromen im Kiefer-Gesicht-Bereich. Stomatol. 1975; 25: (2) S. 107

6. Bitter K.:
   Repair of bilateral cleft lip, alveolus and palate Part 3: Follow-up criteria and late results. J Maxillofac Surg. 2001; 29: (1) S. 49-55.

7. Bitter K.:
   Repair of bilateral clefts of lip, alveolus and palate Part 1: A refined method for the lip-adhesion in bilateral cleft lip and palate patients.
   J Maxillofac Surg. 2001 Feb;29(1):39-43.

8. Bonaiti C., Briard M. L., Feingold J., Pavy B., Psaume J., Migne-Tufferaud G., Kaplan J.:
   An epidemiological and genetic study of facial clefting in France. I. Epidemiology and frequency in relatives. J Med Genet 1982; 19: (1) S. 8-15.

9. Chung, K.-C. et al.:
   Material Cigarette Smoking during Pregnancy and the Risk of Having a Child with Cleft Lip/ Palate. Plastic and Reconstructive Surgery, 2000; Vol 105: (2) S. 485-491

10. Fogh-Andersen, P.:
    Recent statistics of facial clefts; frequency, heredity, mortality. Internat. Symp., Huber, Bern 1964; S. 44

11. Gabka, J.:
    Hasenscharte und Wolfsrachen. Entstehung, Behandlung und Operationsverfahren. Walter de Gruyter, Berlin 1964; S. 1-5

12. Henkel KO, Gundlach KK.:
    Analysis of primary gingivoperiosteoplasty in alveolar cleft repair. Part I: Facial growth
    J Craniomaxillofac Surg. 1997; 25: (5) S. 266

13. Hochstetter, Fu.:
    Über die Art und Weise, in welcher sich bei Säugetieren und beim Menschen aus der sogenannten Richgrube die Nasenhöhle entwickelt.
    Z.Anat. und Entwicklungsgesch. 1944; 113: S. 105-144

14. Horch, H.-H.:
    Lippen-Kiefer-, Gaumenspalten. In: Horch, H.H. (Hrsg.): Praxis der Zahnheilkunde 10/II, Mund-, Kiefer-, Gesichtschirurgie II. Urban & Schwarzenberg, München – Wien – Baltimore 1991; S. 19-128

15. Hotz, M.M.:
    Pre- and early postoperative growth-guidance in cleft lip and palate cases by maxillary orthopedics (an alternative procedure to primary bone-grafting).
    Cleft Palate J. 1969; 6: S. 368

16. Ideberg, M.:
    Assessment of 392 cleft lip, alveolus and palates in newborn babies as to forms, seasons and distribution of associated malformation. In: Kriens, O. (ed.) What is a cleft lip and palate? A multidisciplinary update. Thieme, Stuttgart – New York 1989; S. 40

17. Krüger, E.:
    Lehrbuch der chirurgischen Zahn-, Mund- und Kierferheilkunde, Bd. 2, Quintessenz-Verlag-GmbH, Berlin 1993; S. 226-274

18. Kriens, O.:
    LAHSHAL – A concise documentation system for ceft lip, alveolus and palate diagnoses. In: Kriens, O. (Hrsg.), Waht is a cleft lip and palate? Proceedings of an Avanced Workshop, Bremen 1987; Georg Thieme Verlag, Stuttgart 1989.

19. Langmann, J.:
    Medizinische Embryologie. 8.Aufl. Thieme, Stuttgart – New York 1989

20. Landau, SF, Rahav G.:

Suicide and attempted suicide: their relation to subjective social stress indicators.
Genet Soc Gen Psychol Monogr. 1989; 115: (3) S. 273-294

21. Latham,Ra, Burston WR.:
The effect of unilateral cleft of the lip and palate on maxillary growth pattern.
Br J. Plast Surg. 1964; 17: S. 10-17

22. Le Mesurier, A.B.:
A method of cutting and suturing the lip in the treatment of complete unilateral clefts. Plast. Reconstr. Surg. 1949; 4: p. 1

23. McNEIL CK.:
Congenital cleft palate; a case of congenital cleft palate which required the fitting of a special appliance. Br Dent J. 1948; 2: (7) S.137-141

24. Millard, R.:
Radical rotation in singel harelip. Am J. Surg. 1958; 95: p. 318

25. Mulliken JB, Martínez-Pérez D.:
The principle of rotation advancement for repair of unilateral complete cleft lip and nasal deformity: technical variations and analysis of results
Plast Reconstr Surg. 1999; 104 (5): S.1247-60.

26. Neumann, H.-J.:
Entstehung, Prävention und klinisches Bild der Lippen-, Kiefer-, Gaumenspalten.
In: Andrä, A., Neumann, H.-J. (Hrsg.): Lippen-, Kiefer-, Gaumenspalten. Entstehung, Klinik, Behandlungskonzepte. Einhorn-Presse Verlag, Reinbek 1996; S. 14-90

27. O'Rahilly, R., Müller, F.:
Embryologie und Teratologie des Menschen. 1999; S. 225-227

28. Pfeiffer, G.:
Über eine entwicklungsgeschichtlich begründetes Verfahren des Verschlusses von Lippenspalten. Dtsch. Zahn-, Mund- u. kieferheilk. 1970; S. 69 – 77

29. RANDALL P.:
Report on a foundation trip in Europe in 1959. Statistics on cleft lip and cleft palate surgery.
Postgrad Med. 1959; 26: S. 760-5.

30. Romm, S.:
The Changing Face of Beauty. St. Louis: Mosby, 1992

31. Schäfer, U.:
Die Uvula palatina ein Merkmal zur Verwendung in erbbiologischen Abstammungen.
Z Morph Anthrop 1952; S. 44-201

32. Schneider, G.:
Klinische Syndrome der Kiefer- Gesichtsregion. 1975; 1: S. 42

33. Schwenzer K, Holberg C, Hagenmaier C, Bacher M, Kunz B, Cornelius CP, Schwenzer N, Ehrenfeld M.:
Positioning of the premaxilla in cases of bilateral cleft lip, alveolus and palate using Latham's appliance].
Mund und Kiefer Gesichtschir. 2003;7 (1): S. 25-30.

34. Seckel, N. G.:
I. van der Tweel, g. A. Elema, T. F. J. M. C. Specken: Landmark positioning on maxilla of cleft lip and palate infant – a reality? Cleft Palate Craniofac. J. 1995; 32: S. 434-441

35. Skoog, T.:
Scandinavian Journal of Plastic and Reconstructive Surgery and Hand Surgery. 1967; 2: S. 113-130

36. Stillmann, J. H.:
Dimensional changes of the dental arches: Longitudinal study from birth to 25 years. Amer. J. Orthod. 1964; 50: S. 824-842

37. Tennison, C. W.:
The Repiar of the Unilateral Cleft Lip by the Stencil Method. Plast. & reconstruct. Surg. 1952; 9: S. 115-120

38. Tolarova MM.:
Orofacial clefts in Czechoslovakia: incidence, genetics, and pre- vention of cleft lip and palate over a 19-year period. Scand J Plast Reconstr Surg.
1987; 21: S. 19-25

39. Wyszynski, DF.:
Cleft Lip & Palate, Oxford 2002; p. 138

11 Bilderverzeichnis

Bild	Bildunterschrift
Bild 1:	Unvollständige Lippenspalte (Quelle: Pro Epi Institut)
Bild 2:	Doppelseitige unvollständige Lippen-, Kieferspalte (Quelle: Pro Epi Institut)
Bild 3:	Isolierte Lippen-, Kieferspalte links (Quelle: Pro Epi Institut)
Bild 4:	Vollständige Lippen-, Kiefer-, Gaumenspalte (Quelle: Pro Epi Institut)
Bild 5:	Doppelseitige vollständige Lippen-, Kiefer-, Gaumenspalte (Quelle: Pro Epi Institut)
Bild 6:	isolierte Velumspalte (Quelle: Pro Epi Institut)
Bild 7:	komplette Gaumenspalte (Quelle: Pro Epi Institut)
Bild 8:	Zeichnung Lippenplastik nach Tennison (Quelle: Tennison, C. W.: The Repiar of the Unilateral Cleft Lip by the Stencil Method. Plast. & re construct. Surg. 1952; 9: S. 118)
Bild 9:	Modellanalyse (Quelle: Pro Epi Institut)
Bild 10:	Löcher werden mit 1,5 mm ∅ gebohrt (Quelle: Pro Epi Institut)
Bild 11:	Platzierung des Konstruktionselementes (Quelle: Pro Epi Institut)
Bild 12:	Platzierung der Platzhalter für die Nagelimplantate (Quelle: Pro Epi Institut)
Bild 13:	Monomer dringt in den Molekularspalten des Polymers ein (Quelle: Grundwissen für Zahntechniker Verlag Neuer Merkur GmbH 1977; S. 128)
Bild 14:	Retention (Quelle: Pro Epi Institut)
Bild 15:	Nagelimplantate (Quelle: Pro Epi Institut)
Bild 16:	Gummibänder (Quelle: Pro Epi Institut)
Bild 17:	eingegliederte chirurgische Rekonstruktionshilfe (Quelle: Pro Epi Institut)
Bild 18:	Chirurgische Rekonstruktionshilfe für eine einseitige LKG-Spalte mit Führungsstift und Gummibänder (Quelle: Pro Epi Institut)
Bild 19:	Chirurgische Rekonstruktionshilfe für eine einseitige LKG-Spalte mit Führungsstift, Gummibänder und beweglichen Kiefersegment (Quelle: Pro Epi Institut)
Bild 20:	Chirurgische Rekonstruktionshilfe für doppelseitige LKG-Spalte mit Einstellungshilfe für den Zwischenkiefer (Quelle: Pro Epi Institut)
Bild 21:	Chirurgische Rekonstruktionshilfe für einseitige LKG-Spalte mit Gummibändern und Schraube (Quelle: Pro Epi Institut)

Bild 22:	Messpunkte auf dem Modell dargestellt (Quelle: Pro Epi Institut)
Bild 23:	einseitige linke LKG-Spalte vor der Behandlung (Quelle: Pro Epi Institut)
Bild 24:	einseitige linke LKG-Spalte nach der Behandlung (Quelle: Pro Epi Institut)
Bild 25:	einseitige rechte LKG-Spalte vor der Behandlung (Quelle: Pro Epi Institut)
Bild 26:	einseitige rechte LKG-Spalte nach der Behandlung (Quelle: Pro Epi Institut)
Bild 27:	doppelseitige LKG-Spalte (1) vor der Behandlung (Quelle: Pro Epi Institut)
Bild 28:	doppelseitige LKG-Spalte (1) nach der Behandlung (Quelle: Pro Epi Institut)
Bild 29:	doppelseitige LKG-Spalte (2) vor der Behandlung (Quelle: Pro Epi Institut)
Bild 30:	doppelseitige LKG-Spalte (2) nach der Behandlung (Quelle: Pro Epi Institut)